AF501306

ESSAI

SUR LA

CHÉLOÏDE INGUINALE SPONTANÉE

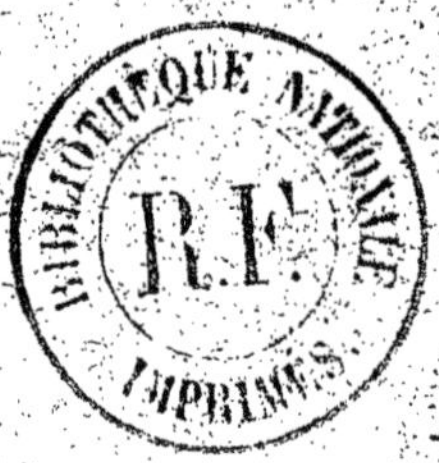

PAR

Alfred LIRON,

Docteur en médecine de la Faculté de Paris,
Aide-Major stagiaire au Val-de-Grâce.

PARIS

ALEXANDRE COCCOZ, LIBRAIRE ÉDITEUR.

11, RUE DE L'ANCIENNE-COMÉDIE, 11

—

1877

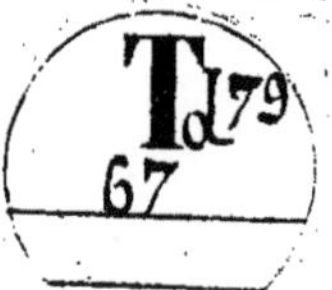

ESSAI

SUR LA

CHÉLOÏDE INGUINALE SPONTANÉE

PAR

Alfred LIRON,

Docteur en médecine de la Faculté de Paris,
Aide-Major stagiaire au Val-de-Grâce.

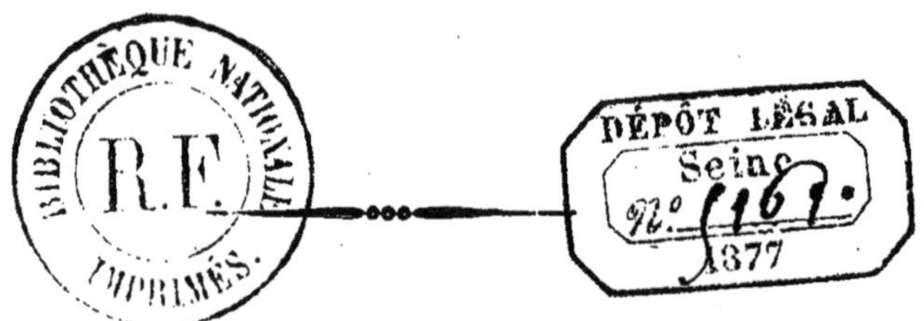

PARIS
ALEXANDRE COCCOZ, LIBRAIRE ÉDITEUR.
11, RUE DE L'ANCIENNE-COMÉDIE, 11

1877

A LA MÉMOIRE

DE MON FRÈRE HOWARD

A MON PÈRE ET A MA MÈRE

Témoignage d'affection et de reconnaissance.

A MA SŒUR ET A MES FRÈRES

A MES PARENTS

A MES AMIS

Liron.

A M. LE DOCTEUR BOURDEL

Professeur agrégé à la Faculté de médecine de Montpellier.

A MON PRÉSIDENT DE THÈSE

M. LE DOCTEUR VERNEUIL

Professeur de clinique chirurgicale à la Faculté de médecine de Paris.

ESSAI

SUR

LA CHÉLOÏDE INGUINALE SPONTANÉE

AVANT-PROPOS.

La chéloïde inguinale spontanée est un fait pathologique rare; aussi ne saurions-nous avoir la prétention, en abordant un sujet si peu exploré que celui-là, de vouloir, même à grands traits, en esquisser l'histoire.

Malgré des recherches minutieuses, nous n'avons pu trouver dans les auteurs des cas analogues à ceux que nous avons eu la bonne fortune d'observer dans le service de M. le prof. Verneuil, et qui ont servi de base à ce travail. Mais, persuadé qu'il suffit quelquefois d'attirer l'attention des observateurs sur un fait pour en voir surgir de nouveaux, nous n'avons pas renoncé à notre sujet; nous l'avons étudié autant que notre faible expérience nous l'a permis et avons tâché d'en tirer quelques conclusions.

Il faut reconnaître d'ailleurs que les affections de

cette espèce sont rares ; M. Verneuil (1) le constatait déjà en 1854, et depuis cette époque peu de travaux ont été écrits sur cette matière. « Si l'on excepte les affections cutanées qui sont du ressort de la dermatologie, dit-il, il faut reconnaître que les lésions primitives des éléments anatomiques entrant dans la composition de la peau sont rares et peu connues. » Cela est vrai surtout pour la chéloïde inguinale spontanée. Depuis Retz jusqu'à nos jours, aucun auteur ne fait mention de cette affection, si ce n'est cependant Lebert (2).

Comparant la chéloïde spontanée à la cicatricielle, cet illustre anatomo-pathologiste dit que les unes comme les autres ont une tendance très-prononcée à la multiplicité locale, et, à l'appui de cette opinion, ajoute qu'il a constaté ce fait aussi bien pour deux cas de chéloïdes spontanées de la région thoracique et de la région *inguinale*, que pour deux autres de chéloïdes cicatricielles, dont l'une était la suite d'un coup de lance et l'autre, de l'application de potasse caustique sur un grand nombre de points du dos.

Ce travail, nous le reconnaissons sans peine, eut demandé pour être complet une somme d'observations plus grande ; mais, malgré ses imperfections, nous le livrons à la bienveillante appréciation de nos juges, persuadé qu'à défaut d'autres mérites, ils y

(1) Archives gén. de méd. Mai 1854.
Lebert. Anatomie pathologique. T. 1.

trouveront la preuve de notre ferme intention de bien faire.

Avant d'entrer en matière, qu'il nous soit permis de témoigner à M. le prof. Verneuil toute notre reconnaissance pour les excellents conseils qu'il n'a cessé de nous prodiguer.

Lorsque Alibert (1) créait le mot de chéloïde c'était moins la nature de la tumeur qu'il qualifiait que son aspect physique. Cette expression fut adoptée tout de suite avec faveur par les médecins, mais elle servit à désigner bientôt tant d'affections différentes, que le squirrhe lui-même avait trouvé place dans la description de la chéloïde. Virchow (2) reconnait combien ce terme est vague : « Quelques auteurs, dit-il, ont parlé de chéloïdes, quand une tumeur dure, superficielle de la peau, après avoir été extirpée, montrait une grande disposition à récidiver dans la cicatrice ou à côté d'elle, comme cela arrive très-souvent dans les sarcomes ; il me semble qu'on a tout simplement abusé du nom de chéloïde. »

D'ou vient cette confusion ? M. le prof. Broca (3) en étudiant les tumeurs en général, nous l'apprend : « Exclusivement préoccupés des caractères cliniques, dit-il, les chirurgiens classaient les tumeurs d'après les symptômes, sans se préoccuper de la nature des

(1) Alibert. Monographie des ermatoses. Paris 1832.

(2) Virchow. Pathologie des tumeurs.

(3) Broca. Des cancers et pseudo-cancers, in collection in-8. Tome 253.

lésions. Ils avaient échoué pour avoir négligé l'anatomie pathologique. »

C'est en effet dans l'anatomie pathologique que l'on doit rechercher les vrais caractères des tumeurs ; et nous pensons qu'à notre époque où les études micrographiques ont fait de si grands progrès, il est indispensable, chaque fois que l'on peut s'appuyer sur des caractères invariables, tels que ceux que fournit le microscope, de donner aux tumeurs un nom en rapport avec ces caractères.

Il existe une grande obscurité dans la synonymie des affections de la peau. Les dermatoses superficielles sont à la vérité beaucoup mieux dénommées, l'herpès, le lichen, etc., mais les autres plus profondes sont désignées par des noms différents, alors même qu'elles présentent la même symptomatologie. C'est ainsi que sont entrés dans le langage chirurgical les noms de molluscum simplex, molluscum pendulum, molluscum éléphantiasique (Chassaignac), lipomatodes (R. Wagner) etc. Toutes ces dénominations ne peuvent qu'amener une confusion regrettable dans le langage chirurgical. C'est donc, comme nous l'avons déjà dit, sur l'anatomie pathologique que l'on doit se baser pour dénommer une tumeur. Notre voix n'est pas assez autorisée pour proposer une expression nouvelle qui serve à désigner les chéloïdes ; mais fort de l'autorité de M. le prof. Verneuil, nous préférerions les ranger dans la grande classe des tumeurs fibro-plastiques, et chez nos deux malades, les appeler simplement tumeurs fibro-plastiques du derme de la région inguinale. Nous n'avons jamais eu la pensée de séparer la chéloïde inguinale spontanée des chéloïdes en général. Si quelques caractères particuliers semblent l'éloigner de ses congénères, les différences histologiques n'existant pas, on n'a réellement affaire qu'à une seule et même affection vue sous différents aspects. C'est un de ces aspects que nous étudions.

Observation I.

Ablation d'une tumeur de la grande lèvre. Névralgie intercostale, sulfate de quinine, guérison rapide, six récidives, (par M. Verneuil (1).

Mme Bon..... 57 ans, cultivatrice est de petite taille, maigre, teint coloré, tempérament sanguin, santé

(1) Cette observation telle qu'elle se trouve rapportée dans le mémoire de M. le professeur Verneuil « Des névralgies traumatiques secondaires, *in* Arch. gén. de méd, nov. et déc. 1874,» était incomplète au point de vue où nous nous plaçons. L'auteur n'avait pas à décrire en détail l'affection, puisqu'il ne voulait étudier que les névralgies qui peuvent se manifester après une opération. Mais comme nous avons vu la malade à deux reprises différentes en 1874 et en 1876, l'histoire de cette affection bizarre est restée en partie dans notre esprit, et, faute de documents plus certains, c'est un peu avec nos souvenirs, un peu avec les renseignements qu'ont pu nous fournir quelques élèves du service, que nous avons tâché de mettre cette observation à jour et de la rendre un peu plus complète. Nos recherches pour revoir la malade ont été d'ailleurs infructueuses. Heureusement que le laboratoire de clinique de la Pitié possédait le dessin des chéloïdes telles qu'elles se présentaient en 1874. Persuadé que la représentation d'un objet vaut mieux que toutes les descriptions, et pour restituer à cette observation un peu de ce qui lui manque, nous avons ajouté à la fin de ce travail la reproduction de ce dessin. (Voir fig. 1.)

excellente; jamais ni migraine, ni névralgie, ni rhumatisme, ni dermatoses.

Elle a été régulièrement menstruée jusqu'à l'âge de 44 ans, époque de sa ménopause. Elle a eu plusieurs enfants.

En 1863, développement sans cause appréciable d'une chéloïde dans le pli inguinal. Première opération en 1865 avec l'écraseur linéaire. Récidive. Deuxième opération en 1867 avec le serre-nœud (Maisonneuve). Nouvelle récidive. Troisième opération en 1868 avec le bistouri; hémorrhagie secondaire précoce, ligature de nombreux vaisseaux.

Entrée dans le service de M. Verneuil à Lariboisière le 14 novembre 1870 pour une reproduction très-étendue du mal. Tout le pli inguinal gauche est occupé par une cicatrice large, irrégulière, mince, souple, indolente au toucher et dans les mouvements. Çà et là à son centre et à sa périphérie, elle est surmontée de nodosités dures, de volume variable; deux surtout ont acquis un grand développement. L'une, grosse comme une noix, occupe le milieu du pli de l'aine; l'autre, ayant les dimensions d'une pomme s'insère au bord antérieur de la grande lèvre.

Le 24 novembre, ablation avec l'écraseur, aussi simple que possible. Les plaies sont recouvertes de petites plaques d'agaric.

Pendant trois jours, rien à noter; Mme B.... buvait, mangeait, dormait comme si on ne lui eût rien fait.

Le 28 au matin, visage fatigué, œil brillant; la nuit a

été très-mauvaise. Vers huit heures du soir, sans cause connue, la plaie inférieure est devenue le siége de picotements d'abord, puis de cuisson insupportable ; le moindre mouvement de la cuisse, le simple contact de la chemise exaspéraient les souffrances, l'insomnie avait été complète. Vers le matin tout s'est apaisé peu à peu. Au moment de la visite, il n'existait plus qu'un sentiment d'engourdissement dans la région opérée et dans le membre correspondant. La plaie inguinale était à peu près cicatrisée; elle n'avait occasionné aucune douleur. La plaie de la grande lèvre avait encore 3 centimètres de diamètre, elle était recouverte à son centre d'une exsudation blanchâtre et en ce point légèrement sensible au toucher. Mais les bords étaient détergés, roses, du plus bel aspect; la peau voisine était souple, indolente sans trace quelconque d'inflammation. Du reste, la fatigue exceptée, ni fièvre, ni soif, ni malaise d'aucune sorte.

La douleur reparaît le lendemain dans la plaie à la même heure; les applications narcotiques restent sans effet.

L'examen de la plaie est négatif; en conséquence 50 centig. de sulfate de quinine et 6 centig. d'extrait thébaïque. Sous l'influence de cette médication, tout rentra dans l'ordre et la cicatrisation s'effectua désormais sans nouvel incident.

Déjà en 1867 et 1868 les accès douloureux avaient été très-marqués après l'opération.

En 1874 la malade entre à l'hôpital de la Pitié dans le service de M. Verneuil ; les chéloïdes ont récidivé (Fig. I). Cette fois le mal s'est surtout porté du côté du mont de Vénus qui supporte un groupe de tumeurs. Il n'y a que quelques poils à leur surface. Au milieu du pli inguinal se trouvent deux chéloïdes volumineuses séparées l'une de l'autre, par d'autres plus petites. Toutes ces tumeurs ont un large pédicule commun. Il y a peu de plaques rougeâtres et de petites élevures ; celles qui existent sont peu distinctes les unes des autres, elles forment une espèce de gâteau, d'une couleur rouge, de nuances très-différentes; cependant sur les bords de ce gâteau, on remarque quelques plaques isolées, entourées de toute part par du tissu non altéré par la néoplasie.

On fait l'opération; mais on se contente d'enlever le groupe de tumeurs proéminentes de la région inguinale, et celles situées sur le pénil ; tout se passe pour le mieux et la malade peut sortir de l'hôpital, après un mois et demi environ de séjour. Ses plaies sont à peu cicatrisées.

Le 2 décembre 1876, Mme B..., vient demander pour la sixième fois une opération nécessitée par une nouvelle récidive. Cette fois la région inguinale ne comprend que fort peu de tumeurs ; elle est sillonnée de cicatrices et sauf quelques petites élevures, d'un blanc nacré, translucides, on ne remarque que quelques petites plaques rosées, isolées ou réunies en groupes, et presque toutes dirigées dans le sens du pli inguinal. Il semble que cette fois tout l'effort de la maladie se soit porté vers les organes génitaux externes. En effet tout le mont de Vénus et les deux tiers supérieurs des grandes lèvres des deux côtés sont envahis par des tumeurs étalées largement sur toute cette région et confondues dans une base commune.

A la partie la plus interne de la région inguinale du côté opposé, quelques petites plaques et élevures commencent à apparaître.

L'état général est excellent, pas la moindre trace de cachexie ; les ganglions sont sains.

Quelques jours après l'entrée de la malade à l'hôpital, l'opération est pratiquée avec le thermocautère ; on enlève les plus grosses tumeurs de la région inguinale, mais la vulve est tellement envahie qu'on en fait l'ablation à peu près complète. Pansement antiseptique (1) à plat avec la gaze et la charpie phéniquées. Malgré l'énorme perte de substance, la plaie ne tarde pas à se déterger, à prendre bon aspect et la malade sort de l'hôpital le 10 janvier 1877.

Depuis cette époque nous n'avons pas pu la revoir.

(1) La manière de faire ce pansement est rapportée en détail dans l'ouvrage cité de M. Verneuil : des névralgies traumatiques secondaires. p. 26.

OBSERVATION II.

Vaste Chéloïde inguinale spontanée, opération avec le thermo-cautère, guérison probable. (Personnelle) Fig. 2.

Madame Mont... 60 ans, sans profession. C'est une femme d'un tempérament lymphatique, d'une bonne constitution, robuste, grosse, mais qui est rhumatisante. Elle a toujours eu peu d'appétit; habituellement constipée. Règles jusqu'à l'âge de 50 ans. Pas d'antécédents héréditaires; bonne santé habituelle, sauf quelques palpitations de cœur, lorsqu'elle monte des escaliers, et un peu d'emphysème pulmonaire.

Etant enfant, elle avait à droite, environ vers le tiers externe de l'arcade de Fallope et un peu au-dessus, un petit bouton de la grosseur d'une tête d'épingle, assez dur, mamelonné et d'une coloration un peu plus rouge que la peau environnante, petit bouton qu'elle compare à un grain de cassis.

Vers l'âge de 12 ans, cette excroissance devient plus rouge et d'autres petits boutons se montrent autour d'elle. A 20 ans, le premier bouton seul augmente de volume, les autres restent stationnaires. C'est surtout à l'époque de sa ménopause, que notre malade voit par places la peau environnant les premières tumeurs, changer de couleur et de consistance, et l'affection actuelle évoluer. Tant que les règles ont persisté, les chéloïdes ont eu une marche très-lente; contrairement à ce qui a été constaté dans d'autres régions, ici, la menstruation n'a modifié en rien la consistance et l'aspect des tumeurs; pas de mouvement d'expansion, suivi d'une diminution de volume; les chéloïdes sont restées toujours les mêmes, et la malade est très-affirmative à cet égard.

Déjà en 1871, une des tumeurs s'était pédiculisée et le frottement des vêtements déterminait des mouvements en masse de la peau de la région inguinale.

Enfin, dans ces derniers temps, deux des chéloïdes les plus volumineuses se sont ulcérées, et ont donné lieu à des hémorrhagies à deux reprises différentes. La malade effrayée se décide à demander les secours de la chirurgie. Elle entre à l'hôpital de la Pitié, dans le service de M. le professeur Verneuil, le 22 février 1877.

Toute la région inguinale du côté droit est le siége de plaques rougeâtres et de tumeurs plus ou moins volumineuses. Évidemment, et comme il était facile de l'admettre *à priori*, la peau a perdu de sa souplesse normale; elle se meut en masse quand on cherche à la déplacer par un seul point avec le doigt. Elle n'adhère pas d'ailleurs aux tissus profonds. Au premier abord, on dirait qu'elle est entièrement envahie par le tissu morbide; cela est vrai pour les parties centrales, mais sur les bords, chaque plaque ou chaque groupe de plaques sont séparés par un intervalle de tissu sain.

Il y a cinq grosses tumeurs, l'une située un peu au-dessous et en dedans de l'épine iliaque antéro-supérieure, une seconde, la plus volumineuse de toutes, vers le tiers moyen de l'arcade crurale; les trois autres occupent la place du grain de cassis dont nous avons parlé. Ces tumeurs ont une forme allongée pyriforme, sont lisses et régulièrement arrondies ou bosselées. Elles sont largement sessiles ou pédiculées; et dans ce cas, la base d'implantation se confond insensiblement avec les parties voisines. Leur couleur n'est pas uniforme sur toute leur surface ; sur le pédicule, elles ont une teinte rosée et peu différente de la coloration normale de la peau ou des plaques environnantes. Quant au corps de la tumeur, il offre une variété remarquable de nuances. Ici, il est d'un rouge vif ou d'un rose pâle, et à côté, cette teinte se fond insensiblement pour devenir plus foncée; il est alors violacé, d'un rouge vineux ou même noirâtre. Il semble qu'il y ait là un développement plus marqué du réseau vasculaire de la peau. En certains points, on remarque de fines arborisations constituées par un petit tronc principal, tortueux, grêle, d'où partent des branches secondaires et des rameaux plus grêles encore qui deviennent bientôt imperceptibles. L'épiderme est soulevé par places en lamelles libres à leur pourtour et adhérentes dans la plus grande partie de leur portion centrale. Enfin, pour deux des grosses tumeurs, la pression et le frottement des vêtements les ont déprimées sur le tégument, et les surfaces en rapport avec la peau sont ulcérées. Ces ulcérations ont une forme irrégulièrement arrondie ; elles sont d'un rouge foncé, à bords se confondant insensiblement avec le reste de la tumeur, et laissent écouler un liquide séro-sanguin, quand elles ne sont pas le siége d'hémorrhagies. Ces tumeurs ont la consistance dure, rénitente et élastique du fibrome; on reconnaît que cette sensation est profonde, et qu'à la surface, les tissus ont une certaine mollesse.

Autour d'elles, se présentent avec des caractères différents des plaques plus ou moins saillantes, qui ne sont en somme que la même affection à ses différents degrés de développement. Quelques-unes constituent de véritables petites tumeurs. Quoi qu'il en soit, plaques et tumeurs sont étendues dans toute la région ; celles des parties centrales sont confluentes, tandis que vers la périphérie, elles sont plus rares, en même temps qu'elles sont plus distinctes. En cet endroit, la ligne de démarcation entre le tissu sain et le tissu envahi par le processus morbide est très-nette.

Les unes soulèvent brusquement l'épiderme sous forme de papules régulières ; d'autres qui semblent être constituées par la fusion de deux ou plusieurs plaques, sont irrégulièrement proéminentes et légèrement bosselées; les autres ne font pas de saillie audessus de la peau, mais diffèrent du reste du tégument par leur coloration rosée. Leur forme est loin d'être la même pour toutes; on en voit d'arrondies, d'ovales, d'anguleuses, de dentelées; quelquefois elles envoient de petits prolongements qui se perdent in sensiblement dans le derme et méritent jusqu'à un certain point la dénomination de chéloïde (de χηλὴ, crabe et de εἶδος, forme) qu'Alibert avait donné à des productions semblables.

Au point de vue de leur direction, toutes ces plaques semblent placées sur les rayons d'une circonférence dont le centre serait à peu près à l'épine iliaque antéro-supérieure, rayons qui ne dépassent guère les limites de la région inguinale. A la palpation, on a la sensation de petits noyaux sinon durs, du moins rénitents qui paraissent situés dans les parties superficielles du derme. Les plaques non proéminentes elles-mêmes, dont la présence n'est révélée que par une coloration rosée, font éprouver la même sensation à la main de l'observateur.

La malade n'avait jamais souffert de ses chéloïdes; il n'y a que deux mois environ, qu'elle a ressenti un chatouillement désagréable n'allant pas toutefois jusqu'à la douleur et qu'elle compare à des piqûres multiples d'épingle. Ce n'est que lorsque deux des plus grosses tumeurs se sont ulcérées, que cette espèce de gâteau de chéloïdes est devenu le siége de douleurs, douleurs très-supportables d'ailleurs, provoquées par le contact des vêtements, et qui persistent encore.

La température du côté malade est la même que celle du côté sain.

L'action du chaud ou du froid extérieurs n'imprime pas à l'affection des modifications sensibles.

Il nous a paru intéressant d'étudier la sensibilité tactile avec l'esthésiomètre; quoique nous en rapportions le résultat en cette place, nous devons dire, qu'à cause de nos obligations particulières, nous n'avons pu faire ces recherches qu'après l'opération, vingt-cinq jours après, il est vrai; mais l'opération a pu modifier la sensibilité tactile et nous ne pouvons retirer de cet examen les bénéfices qu'il était permis d'espérer.

Prenant pour terme de comparaison la région inguinale du côté sain, nous avons remarqué qu'en cet endroit, il faut écarter les pointes de l'instrument d'au moins 4 mm. pour que la malade ait la sensation de deux piqûres.

A la région malade, en certains points, la sensibilité tactile est masquée par l'exagération de la sensibilité douloureuse. Ainsi, le moindre contact des pointes de l'esthésiomètre détermine de vives douleurs sur certaines petites tumeurs du centre et surtout dans les parties voisines du mont de Vénus. Partout ailleurs, nous pouvons étudier facilement la sensibilité tactile. Nous trouvons que dans les parties centrales, pour déterminer la sensation de deux pointes, il faut un écartement minimum des branches de l'instrument de 5 mm. du côté externe et de 6 du côté interne.

Dans les parties périphériques, la sensibilité est normale vers l'épine iliaque antéro-supérieure, tandis qu'au milieu de l'arcade crurale, les deux pointes son perçues séparément à 6 mm. d'écartement; et à la partie opposée, sur le côté supéro-interne, à la distance énorme de 11 mm. Ces épreuves ont été faites spécialement sur les tissus malades; dans les intervalles, la sensibilité est très-peu modifiée, mais elle est un peu diminuée ainsi que sur les limites du mal.

Depuis le jour de son entrée à l'hôpital, la malade a pris une angine, ce qui retarde de quelques jours l'opération.

2 mars. Petites hémorrhagies par l'ulcération de la plus grosse tumeur.

Le 14. Mme M... est tout à fait remise de son indisposition. L'opération est décidée pour ce jour là. La malade étant chloroformée, M. le professeur Verneuil se contente d'enlever avec le thermo-cautère, les cinq plus grosses chéloïdes et laisse le reste. Pansement antiseptique, à plat, avec la gaze et la charpie imbibées d'eau phéniquée.

Le 18. Inappétence, peu de fièvre; digestions un peu pénibles, cardialgie. La plaie n'est pas douloureuse et va très-bien; mais le reste de l'affection est le siége de picotements assez gênants.

Le 26. L'eschare est tombée et les bourgeons charnus ont bon aspect : on continue le pansement antiseptique: l'état général reste le même.

19 avril. Les plaies se sont très-rétrécies et sont sur le point d'être cicatrisées. Elles ont une coloration rosée, uniforme ; les bords sont en quelques endroits

taillés à pic; cela provient de ce que quelques plaques voisines ont été sectionnées et forment une légère élévation en ces points. L'état général s'améliore; les maux d'estomac disparaissent, l'appétit revient un peu, mais les mouvements déterminent encore quelques légères douleurs.

Le 22. La malade est encore à l'hôpital.

Réflexions. — Par la lecture de ces deux observations, on voit que la maladie n'a pas évolué dans chaque cas avec la même rapidité. Dans le premier, en effet, quoique la malade soit affectée de ses chéloïdes depuis quatorze ans environ, dès la deuxième année du début, une opération est nécessaire, et chaque deux ans, cette même nécessité revient. Dans le second, au contraire, la lenteur avec laquelle s'est développée l'affection est remarquable. Il a fallu dix ans pour qu'elle atteigne un certain développement.

Mais la première malade a des occupations pénibles, elle travaille aux champs à de rudes travaux et par suite, le tégument de la région inguinale, comme d'ailleurs celui des autres régions, est froissé à tout instant.

Notre deuxième malade, au contraire, n'a à s'occuper que de son ménage et encore est-elle aidée par une servante. L'on conçoit jusqu'à un certain point, pourquoi ses tumeurs ont été si lentes à se développer.

Malgré cette différence d'activité chez les deux malades, pourquoi la seconde a-t-elle vu deux de ses tumeurs s'ulcérer?

Les exemples de chéloïdes ulcérées sont très-rares; il n'y a qu'un petit nombre d'observations publiées, une entre autres de Vallerand de Lafosse (1). L'épiderme s'amincit beaucoup quand les chéloïdes augmentent de volume et se pédiculisent et c'est surtout sur des tumeurs volumineuses et pédiculisées, qu'on a observé des ulcérations. Le frottement souvent répété fait tomber cet épiderme et met à nu les couches plus profondes. Pour peu que la cause irritante continue d'agir, le derme lui-même s'entame : d'où ulcérations et quelquefois même hémorrhagies.

Mais si ce mécanisme est facile à comprendre, pourquoi alors les cas de chéloïdes ulcérées sont-ils si rares? Y a-t-il une prédisposition individuelle à invoquer? Est-ce l'ancienneté de la tumeur qui s'ulcère qui lui vaudrait cette prédisposition? C'est ce qu'il nous est impossible de dire.

D'habitude, la chéloïde nait dans une région limitée, mais elle gagne bientôt les parties environnantes et quelquefois même, envahit les téguments sur une vaste surface. Ici, au contraire, l'affection dure depuis quatorze ans dans un cas, depuis dix ans dans l'autre, et à peine si elle est sortie des limites de la région inguinale. Cette variété est donc remarquable par sa localisation. Elle n'est pas ce-

(1) Vallerand de la Fosse. Bib. méd., 1829. T. IV, p. 212.

pendant stationnaire; mais elle a une marche toute particulière : de s'éloigner de l'épine iliaque antéro-supérieure pour gagner le mont de Vénus et la vulve. Chez la première malade, elle l'a même dépassée. Pouvait-on prévoir dans quelles directions la chéloïde progresserait? Peut-être. L'étude de la sensibilité tactile nous sera de quelque secours pour le démontrer.

Voici d'abord les renseignements que nous donne notre deuxième malade à ce sujet. La chéloïde, née environ du tiers externe de l'arcade crurale et un peu au-dessus, n'a pas fait de grands progrès vers l'épine iliaque antéro-supérieure, mais a surtout gagné la vulve. Quelle est maintenant la sensibilité tactile de la région? Au centre, elle est diminuée de 1 mm. du côté externe, et de 2 du côté interne. A la périphérie en dehors, la sensibilité redevient normale; au milieu de l'arcade crurale, elle est diminuée de 2 mm. et à la partie opposée du côté de l'abdomen, de 7 mm. En somme, la sensibilité tactile diminue en allant de l'épine iliaque antéro-supérieure, à la ligne médiane du corps, en suivant les rayons de la circonférence fictive dont nous avons parlé.

Remarquons que c'est à peu près la ligne de progression qu'a suivie la chéloïde dans son envahissement des tissus. Il semblerait d'après cela, qu'avant l'apparition des plaques, la peau perd une partie de sa sensibilité en ce point là. Ne serait-il pas intéressant d'étudier ce fait dans des cas analogues?

Il nous semble inutile de faire le diagnostic différentiel de la chéloïde inguinale spontanée. Il suffit d'en avoir vu un cas, pour ne la confondre ni avec le cancer, ni avec l'épithélioma, etc.; et d'ailleurs, comme ce diagnostic ne diffère guère du diagnostic de la chéloïde en général, nous croirions sortir de notre sujet en nous y arrêtant plus longuement.

ANATOMIE ET PHYSIOLOGIE PATHOLOGIQUE (1).

L'examen histologique nous a montré que, chez nos deux malades, les chéloïdes présentaient les mêmes détails de structure. Aussi avons-nous pensé qu'il était préférable de ne faire qu'une seule description, et, au lieu de la placer à la suite des observations, de lui consacrer un chapitre spécial, à cause de son importance.

Il y a deux espèces de tumeurs : les grosses et les petites.

Lorsqu'on coupe une des grosses tumeurs par le milieu, on la trouve formée d'un tissu blanc, d'un aspect nacré, criant sous le scalpel. A l'œil nu, on constate des faisceaux de fibres tantôt concentriques les unes aux autres, formant comme des tourbillons, tantôt entrecroisées d'une façon irrégulière. La pres-

(1) Nous devons l'examen histologique des deux chéloïdes à la bienveillance de M. le Dr Nepveu chef de laboratoire à la Pitié. Nous lui en témoignons, ici, toute notre reconnaissance.

sion fait sortir de ce tissu un liquide incolore et séreux.

Si l'on examine au microscope des tranches minces de ces tumeurs préalablement durcies dans l'alcool absolu, on aperçoit, dans les parties centrales, des éléments fusiformes et des fibrilles de tissu conjonctif entremêlées ou réunies en faisceaux; à la périphérie se trouve une zone assez mince qui ne renferme que des cellules embryonnaires à différents degrés de développement. Nous y reviendrons plus loin.

Les petites tumeurs présentent à la coupe un aspect granuleux rougeâtre ; le microscope y fait découvrir une quantité considérable de cellules embryonnaires qui forment même la presque totalité de la tumeur, quelques cellules fusiformes et des cellules étoilées.

Si nous comparons maintenant entre elles les deux variétés que nous venons de décrire, nous constatons que les parties les plus excentriques des grosses sont constituées par les mêmes éléments que les petites. Ce fait, d'une importance capitale, nous permet de savoir quel est le mode de développement de ces chéloïdes. Mais auparavant, pour fixer l'esprit du lecteur, rappelons en quelques mots la structure du derme. Nous l'empruntons à MM. Cornil et Ranvier (1) : « Le derme est constitué par le tissu

(1) Cornil et Ranvier. Manuel d'histologie pathologique, 3me partie, p. 1174.

conjonctif qui prend à ce niveau l'aspect d'une membrane dense et résistante. Il soutient les couches épidermiques et contient les glandes et les vaisseaux de la peau, ainsi que les terminaisons nerveuses qui l'animent. Il est formé par des faisceaux de tissu conjonctif, analogues à ceux des tendons, et qui s'entre-croisent de diverses manières en formant des plans superposés. Il renferme une infinité de fibres élastiques, anastomosées pour former des réseaux allongés dans le sens des fibres conjonctives, et qui embrassent ces dernières comme le feraient les mailles d'un filet. Au niveau des papilles, ce système élastique est surtout abondant et constitue en partie la charpente solide de ces éminences.

« Les papilles forment sous le corps muqueux une série de mamelons rangés en saillies régulières, et plus ou moins acuminées. Elles renferment les vaisseaux sanguins, artériels et veineux, ainsi qu'un certain nombre de terminaisons nerveuses ; il n'existe point de distinction entre les papilles vasculaires et les papilles nerveuses. »

Prenons maintenant une des plus petites tumeurs et recherchons dans quelle partie du derme elle a pris naissance. Une coupe montre que ce peut être en deux points, soit immédiatement au dessous des papilles, à la surface externe du derme proprement-dit, soit dans les mailles du tissu conjonctif, dans des parties un peu plus profondes. Etudions d'abord le premier cas. Les cellules déposées dans la couche sous-papillaire se multiplient très-rapidement et ne tardent pas à distendre les tissus environnants qui les empêchent de se développer librement. Or, ces tissus n'ont pas la même constitution histologique et par suite la même résistance. Le plus élastique ou le plus faible doit céder ou se laisser distendre. C'est ce qui se produit en effet; l'épiderme et les papilles sont soulevés, et la lésion entre dans son premier stade de développement, la plaque.

Si les cellules embryonnaires continuent à se multiplier, la saillie à la surface de la peau s'accentue davantage pour former une petite tumeur. C'est là le second stade.

Mais bientôt les éléments primitifs les plus anciens se transforment, ceux du centre particulièrement, tandis qu'à la périphérie apparaissent de nouvelles cellules embryonnaires.

Au bout d'un certain temps, on trouve donc dans les chéloïdes des éléments divers correspondant aux différents états par lesquels les cellules embryonnaires ont passé pour arriver à l'état de tissu fibreux parfait. Plus on examine les tissus près du centre de la tumeur et plus on a de chance d'y trouver des tissus définitifs; c'est le contraire quand on se rapproche de la périphérie. Arrivées à cet état, les chéloïdes sont à leur troisième stade d'évolution.

Mais un tissu, un organe ne peuvent être longtemps comprimés sans subir des modifications. Le développement considérable de ces éléments nouveaux agit activement sur les papilles. Celles-ci ne résistent guère; le tissu morbide les pénètre, les distend, les étale et les rend moins proéminentes en même temps qu'il les élargit. A la coupe, elles sont représentées par une surface convexe en dehors ou même aplatie, régulière ou légèrement mamelonnée, dans laquelle on observe de nombreuses cellules embryonnaires. Les cônes épithéliaux qui séparent les papilles les unes des autres s'atrophient; ils sont plus espacés qu'à l'état normal, et s'enfoncent beaucoup moins dans le derme.

Supposons maintenant le cas où une des chéloïdes a plusieurs origines, un foyer sous-papillaire et un foyer intra-dermique. Ce cas ne diffère guère du précédent. Il n'y a que la moitié externe du derme qui soit envahie par le processus morbide; aussi la résistance la plus faible est-elle toujours du côté de l'épiderme. Le foyer sous papillaire se développe et forme, comme nous l'avons dit, une petite saillie à l'extérieur. Quant au foyer intrà-dermique, il surélève la première saillie. Mais il n'en est pas toujours ainsi. Il peut arriver qu'un ou plusieurs points des foyers primitifs, sous-papillaire ou intra-dermique, prennent une marche plus rapide que le reste de la tumeur; alors se développent sur la saillie principale ou sur ses côtés des élevures secondaires, et la chéloïde, au lieu d'être régulièrement arrondie, est bosselée.

Nous pouvons dès maintenant conclure de cet exposé que les grosses comme les petites tumeurs sont un seul et même néoplasme à différents degrés de développement ; que l'augmentation en volume a lieu par la surface extérieure; que les tumeurs bosselées proviennent de foyers dont tous les points n'ont pas évolué avec la même rapidité.

Peut-on expliquer par l'anatomie et la physiologie pathologique pourquoi les chéloïdes sont si bénignes? On sait que les tumeurs fibro-plastiques en général, récidivent assez souvent hors de leur lieu d'origine et même infectent l'économie ; pourquoi, lorsqu'elles sont localisées dans les parties superficielles du derme, n'ont-elles plus cette funeste propriété?

C'est que la transformation des cellules embryonnaires en éléments fibro-plastiques et fusiformes s'effectue très-rapidement. En même temps que le derme offre une résistance considérable au développement des tumeurs vers les parties profondes, il forme une barrière pour ainsi dire infranchissable aux élément ainsi transformés. Or, les papilles sont très-élastiques ; les cellules embryonnaires pouvant se développer avec assez de liberté de ce côté, n'ont pas de tendances à quitter leur foyer d'origine. Si la tumeur acquiert un volume plus considérable, la distension augmente et c'est alors que l'on pourrait craindre l'infection ganglionnaire ; mais elle ne peut avoir lieu à cause de la rapidité avec laquelle se produit la transformation des jeunes éléments, en éléments de transition et éléments définitifs, et le mal reste localisé.

Que deviennent les vaisseaux? C'est ici le lieu de dire quelques mots de ce qu'on a appelé *chéloides blanches, chéloides rouges.* Quelques auteurs pensent que la chéloïde rouge a pour siége élémentaire les glandes annexées aux poils et qu'on la trouve exclusivement dansles régions velues. La chéloïde blanche, au contraire, ne se rencontrerait que dans les régions dépourvues de poils.

Chez nos deux malades, ce sont particulièrement les petites tumeurs qui sont blanches, tandis que les grosses sont rouges, et la répartition de ces chéloïdes, ne semble pas donner gain de cause à l'opinion ci-dessus émise.

Nous croyons plutôt que les deux variétés ne doivent pas être étudiées à part : c'est la même affection vue sous différents aspects. A la première période (plaques), la distension des tissus par la néoplasie n'est pas assez considérable pour entraver la circulation; comme dans toutes les irritations locales, il y a même afflux du sang, d'où la coloration rouge.

Dans les petites tumeurs, la distension est devenue très-grande, les vaisseaux longtemps comprimés s'atrophient presque tous et disparaissent. C'est la chéloïde blanche.

Plus tard, quand les tumeurs deviennent plus volumineuses, elles se pédiculisent; d'assez gros vaisseaux se développent dans le pédicule et se ramifient dans la zone des jeunes cellules; quelques-uns même sont si superficiels qu'ils forment de fines arborisations à la surface des chéloïdes; c'est la chéloïde rouge.

Il est permis de supposer qu'il existe des nerfs dans ces tumeurs, à cause des douleurs qu'ont ressenties parfois les malades; mais nous ne saurions être très-affirmatif à cet égard. D'un autre côté, Velpeau (1) a pu traverser de part en part des chéloïdes sans que le patient manifestât la moindre douleur.

Les glandes sudoripares et sébacées sont à peu près complétement atrophiées.

Dans les régions velues où quelques chéloïdes se sont montrées, les poils n'ont pas entièrement disparu; mais ils sont rares et clairsemés : la compression des bulbes pileux par le tissu morbide ayant entravé leur nutrition, ils sont beaucoup plus grêles que ceux des parties saines avoisinantes; ils sont en un mot étiolés.

ÉTIOLOGIE.

Velpeau admet comme phénomène primordial, dans le développement de la chéloïde spontanée, un vice ou une aberration de la sensibilité nutritive. Mais quel est ce vice, cette aberration de la sensi-

(1) Velpeau, cité par Bazin, in Dictionnaire de Déchambre, art. cheloïde.

bilité? Il est bien difficile de le dire; car souvent la chéloïde naît sans que l'on puisse s'expliquer pourquoi. Nous chercherons cependant dans nos deux cas particuliers, s'il n'est pas quelques circonstances qui puissent jeter un peu de jour sur la genèse de cette affection et sur sa localisation à la région inguinale.

Malgré l'autorité de M. Bazin, nous ne pouvons accepter l'existence d'une diathèse fibro-plastique pour tous les cas de chéloïde; car il nous est trop difficile d'expliquer comment une affection de longue durée comme celle que portent nos deux malades reste localisée dans la même région, sans avoir de tendances à se manifester sur une plus large surface. Certes, nous ne nions pas l'existence d'une diathèse fibro-plastique chez certains sujets atteints de chéloïdes généralisées, chez un malade par exemple observé par Vanzetti (1); mais ici, il nous semble inutile, de même qu'on n'admet pas qu'un malade soit sous le coup d'une diathèse lipomateuse, quand il a un lipome bien circonscrit, d'avoir recours à cette explication.

Cela dit, et nous appuyant surtout sur nos observations, étudions l'influence du sexe, de l'âge, du tempérament, de la constitution, de l'hérédité, des causes directes.

Sexe. — Il est admis généralement aujourd'hui qu'on observe plus spécialement les chéloïdes spon-

(1) Vanzetti. Bulletins de la Société de chirurgie, 1867.

tanées chez les femmes. Bon nombre d'observations viennent à l'appui de cette opinion, quoique les statistiques de Rayer et (1) et de Lebert (2) tendent, sinon à prouver le contraire, du moins à établir que les hommes y sont prédisposés dans la même proportion que les femmes. Pour Rayer, les femmes en font une question de coquetterie qui les pousse à se faire opérer, les hommes au contraire garderaient le plus souvent leur affection sans rien dire ; c'est de là que proviendrait l'erreur de la statistique. Dans tous les cas, nos deux observations viennent à l'appui de la première opinion ; mais nous n'osons pas dire que les femmes seules auront des chéloïdes à la région inguinale. Nous attendons de nouveaux faits pour juger la question.

Age. — En général, c'est dans l'enfance ou dans l'adolescence qu'on a observé la chéloïde. Ici, au contraire, cette affection n'a évolué que fort tard, à 44 ans chez la première malade, à 50 pour la seconde, et, chose remarquable, chez toutes les deux le développement a coïncidé avec la ménopause. On a signalé l'influence de la menstruation et de la grossesse sur les modifications momentanées que ces phénomènes impriment aux chéloïdes ; il serait intéressant de rechercher pourquoi, lorsque ces tumeurs

(1) Rayer. — Maladies de la peau, t. II.
(2) Lebert. — Loc. cit.

siégent à la région inguinale, elles ont un développement si tardif coïncidant avec la ménopause, tandis qu'elles sont si peu impressionnées par la menstruation. Nous ne pouvons que constater le fait; cependant, comme à ce point de vue la chéloïde inguinale diffère essentiellement des autres chéloïdes, il nous semble permis d'admettre, non pas une simple coïncidence mais une influence réelle de l'âge et de la ménopause sur son développement.

Constitution, tempérament. — On a accusé le tempérament lymphatique, et surtout la scrofule, d'être pour beaucoup dans la genèse de la chéloïde, si bien que M. Bazin avait hésité à en faire une scrofulide maligne. Le fait peut être vrai ; mais en tout cas, il a des exceptions. Notre première malade, en effet, est d'un tempérament sanguin.

Hérédité. — L'influence de l'hérédité est loin d'être prouvée. On a admis que la chéloïde se développait chez les enfants nés de parents scrofuleux (Cabot) (1), herpétiques (Alibert), cancéreux (Wilson). Nous n'avons chez nos malades rien de pareil.

Causes directes. — On a vu des traumatismes si insignifiants donner lieu à des chéloïdes, que même dans des cas douteux, il est permis d'admettre cette

(1) Cabot. American Journ. of méd. sciences, 1851.

cause, qui peut avoir passé inaperçue pour le malade. De légères égratignures ont amené le développement de chéloïdes dans un cas observé par M. le prof. Trélat (1). Une piqûre faite par la boucle d'une bretelle (Lhonneur) (2), des piqûres de sangsues (Maubon) (3), ont eu le même résultat. D'autres fois la cause est encore moins apparente : c'est un bouton de chemise qui a éraillé la peau. Mais la cause la plus positive peut-être et qui passe souvent inaperçue, c'est l'irritation lente du derme produite par la pression ou le frottement des vêtements. Toute l'étiologie de la chéloïde inguinale ne serait-elle pas dans ce fait ? On sait combien la peau de la région inguinale est mobile, surtout chez les femmes. Même quand celles-ci sont médiocrement grasses, leur pannicule adipeux abdominal est très-développé. Pour cette cause, les mouvements de flexion du tronc engendrent des plis plus ou moins nombreux dans la région inguinale ; entre ces plis, se forment des espèces de bourrelets cutanés épais, bourrelets qui frottent sans cesse les uns contre les autres ; en même temps que par leur contact direct, les vêtements sont une nouvelle cause d'irritation.

Notre deuxième malade avait dès son enfance un petit bouton, un grain de cassis, dit-elle, et c'est de

(1) Trélat. — Bulletin de la Société de chirurgie, 1862, 2e série, t. II, p. 403.

(2) Lhonneur. De la Kéloïde. Thèse de Paris, 1856.

(3) Maubon. Thèse de Paris, 1855.

ce point irrité que sont nées les chéloïdes. On connait des exemples de *nævi*, qui par le frottement des vêtements ont donné naissance à des épithelioma. Les *nævi* ne pourraient-ils pas, dans certains cas, engendrer des chéloïdes ?

Quoi qu'il en soit, il faut encore compter avec un élément important, la prédisposition.

En résumé, l'étiologie de la chéloïde inguinale spontanée se confond en partie avec celle de la chéloïde en général. Le frottement répété et prolongé est une cause efficiente, active, mais qui ne suffit pas à lui seul pour la faire naître. La chéloïde se développe de préférence chez les femmes arrivées à la deuxième période de la vie, et à la ménopause.

Dans tous les cas, une prédisposition particulière de l'organisme est indispensable.

PRONOSTIC.

La chéloïde inguinale spontanée est une affection de longue durée, et en même temps, singulièrement tenace. Au début, chez notre première malade, indépendamment des tumeurs principales, le corps du derme voisin est envahi, et à moins de décortiquer complètement les régions inguinale et hypogastrique, il ne fallait songer qu'à faire des opérations palliatives.

Du reste, l'expérience s'est déjà prononcée; dans des conditions analogues, on s'est contenté de faire l'abrasion des tumeurs polypiformes. Au fur et à mesure qu'une de ces tumeurs se pédiculise, on l'abrase. C'est ce qui a été fait dans les cas actuels; les plus grosses tumeurs ont été enlevées; les autres s'accroîtront, il est vrai, et les malades devront se soumettre de temps en temps à une coupe réglée; mais l'opération est d'un pronostic très-bénin, et sauf l'ennui qu'elle cause au patient, elle ne présente aucun danger pour sa vie ou même pour un développement plus hâtif de la tumeur.

Nous avons donc affaire à une affection dont les récidives sont fréquentes ou pour mieux dire fatales, à cause de l'impossibilité où l'on est d'enlever tous les tissus altérés; mais la maladie est de celles qu'on peut opérer sans cesse, et sans crainte de voir apparaître les phénomènes de l'infection et de la généralisation; nous en avons vu la cause à l'article, Anatomie pathologique. L'affection est locale et reste locale; quelque procédé que l'on ait employé pour en débarrasser le malade, la tumeur ne récidive pas plus rapidement, et comme les ganglions, même lorsque les tumeurs sont ulcérées, ne se prennent jamais, du moins pour ce que nous en savons par la lecture de nos deux observations, l'état général reste bon.

Nous ne devons pas négliger comme éléments de pronostic le chatouillement désagréable et la douleur que nos malades ont éprouvée dans leurs chéloïdes à une époque éloignée du début. Ces phénomènes qui peuvent, à un moment donné, devenir des indications pour l'opération, n'enlèvent rien à la bénignité du pronostic.

Un accident plus grave, c'est l'hémorrhagie. Chez notre deuxième malade, une des tumeurs irritée par le frottement s'est ulcérée, et a donné lieu à plusieurs reprises à des écoulements sanguins. Il est certain que dans ce cas, le pronostic ne peut être basé que sur la fréquence de ces hémorrhagies et la quantité de sang perdu.

En résumé, la chéloïde inguinale spontanée est une affection tout à fait locale, relativement bénigne, qui ne compromet jamais la vie, mais qui est un sujet d'ennui continuel pour les malades, à cause des récidives incessantes auxquelles elle donne lieu, et dont le pronostic ne s'aggrave que, par la gêne qu'elle occasionne dans les mouvements, par les douleurs dont elle peut devenir le siége, et surtout, quand elle s'ulcère, par les hémorrhagies qui peuvent se montrer à sa surface.

TRAITEMENT.

Le traitement de la chéloïde inguinale ne diffère guère de celui de la chéloïde en général. Nous n'insisterons pas sur les médicaments internes, dont la valeur est pour le moins fort douteuse. On doit renoncer selon nous, à l'emploi de la ciguë, du mercure, de l'arsenic et surtout de l'iodure de potassium qui ne fera qu'affaiblir les malades.

Les pommades fondantes ne peuvent rien, et les applications locales de narcotiques ne sont indiquées que dans les cas où les tumeurs seraient le siége de douleurs, et encore n'atteindront-elles pas toujours le but que l'on s'était proposé.

On pourrait essayer la compression dont Rayer (1) dit avoir obtenu d'excellents résultats ; mais, outre que la compression est douloureuse, la région inguinale se prête mal à l'emploi de cette méthode.

Nous pensons avec Gintrac (2), qu'il vaut mieux s'abstenir de tout traitement, jusqu'au moment où une ou plusieurs tumeurs gêneraient par leur volume ou qu'elles deviendraient le siége d'hémorrhagies.

Il est clair que si le malade se présente au chirurgien dès le début de son affection, alors qu'elle est très-peu étendue, on doit tenter la cure radicale ; plus tard, lorsque la chéloïde s'est développée et que le derme s'est infiltré de tissu morbide sur une certaine surface, cela n'est plus possible, et l'on doit se contenter d'abraser les plus grosses tumeurs.

Nous avons vu que ces tumeurs sont très-vasculaires dans leur pédicule, et il n'est pas indifférent de choisir un procédé opératoire qui mette à l'abri

(1) Rayer. Maladies de la peau.

(2) Gintrac de Bordeaux. Cours théor. et clin de pathologie interne. T. V., Paris 1859.

de l'hémorrhagie. L'emploi du bistouri est formellement contr'indiqué; l'histoire de notre première malade qui a été opérée une fois par le bistouri, et qui a eu des hémorrhagies secondaires précoces, ayant nécessité la ligature de nombreux vaisseaux, vient à l'appui de cette opinion.

Les pâtes arsenicales, recommandées par Alibert (1) et les caustiques en général, feront souffrir les malades, sans offrir un plus grand avantage sur les autres procédés dont nous allons parler.

Pour éviter l'hémorrhagie, on peut opérer les chéloïdes par le serre-nœud, l'écraseur linéaire, et le fer rouge sous forme de cautère actuel, de galvano-cautère et de thermo-cautère. Disons tout de suite que ce dernier instrument a nos préférences. Facile à manier, il permet de disséquer presque aussi facilement qu'avec le bistouri, et jouit en même temps de propriétés hémostatiques incontestables, pourvu qu'on le maintienne à la température du rouge sombre.

Nous ne nions certainement pas la valeur du serre-nœud et de l'écraseur; mais ces instruments s'appliquent mal sur une tumeur qui n'est pas franchement pédiculée, les opérations sont longues et l'on n'évite pas toujours les hémorrhagies secondaires.

Quel que soit le procédé opératoire que l'on ait

(1) Alibert. — Monographie des dermatoses. Paris, 1832.

choisi, il ne faudra pas oublier que la récidive est fatale, et l'on ne devra jamais faire espérer aux malades une cure radicale.

CONCLUSIONS.

La chéloïde inguinale spontanée est une affection très-rare, qui n'apparaît guère que chez les femmes, à l'époque de la ménopause.

Elle est remarquable : 1° par son siége ; 2° par sa durée ; 3° par sa manière de se comporter au point de vue général et local.

Paris. — A. PARENT, imprimeur de la Faculté de Médecine, rue M.-le-Prince, 29-31.

F. 1.

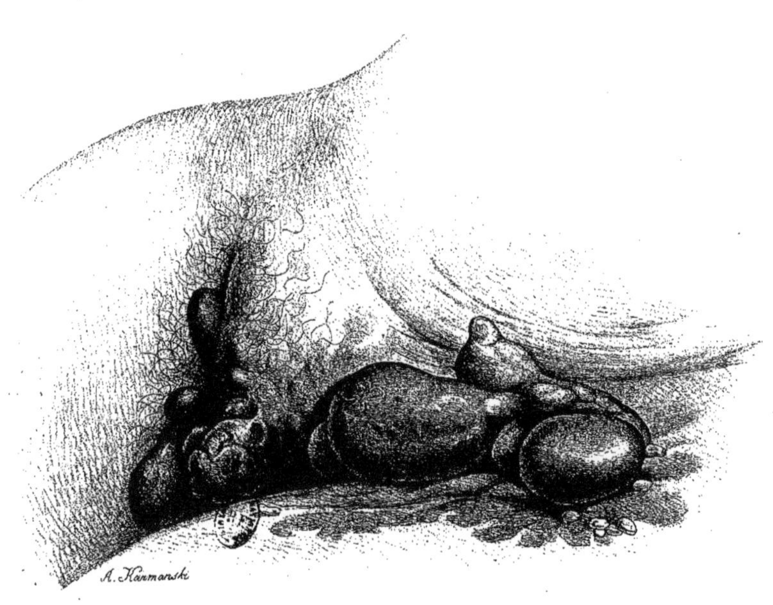

IMP BECQUET PARIS

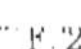

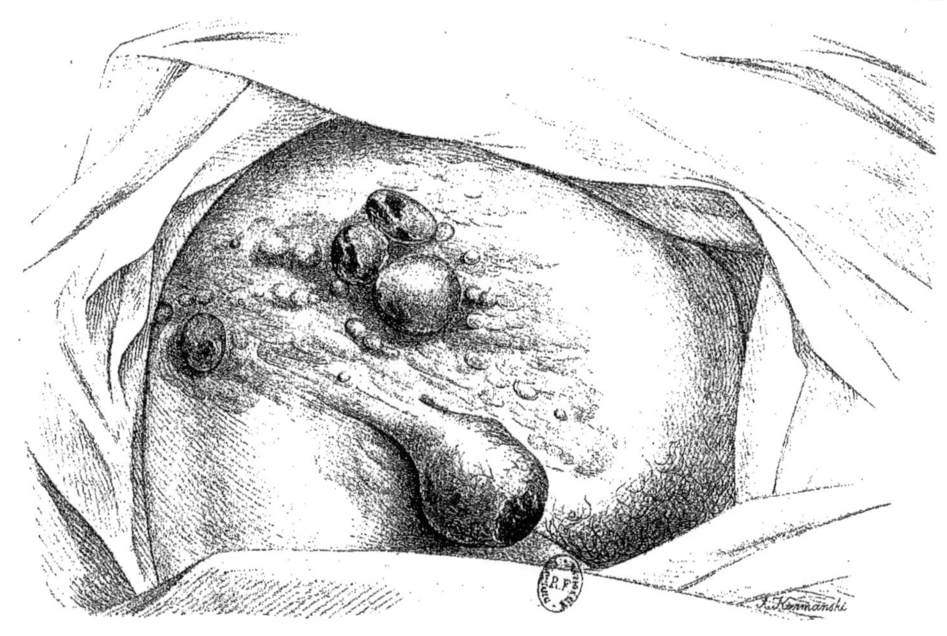

IMP. BECQUET PARIS

www.ingramcontent.com/pod-product-compliance
Ingram Content Group UK Ltd.
Pitfield, Milton Keynes, MK11 3LW, UK
UKHW012111240726
13965UKWH00004B/1688

9 782013 578530